PRONOSTIC ET TRAITEMENT

DE LA

TUBERCULOSE PULMONAIRE

BASÉS SUR

L'ANALYSE DU SUC GASTRIQUE

ET

L'EXAMEN DE L'ACIDITÉ URINAIRE

PAR LE

Dr FERNAND CAUTRU

ANCIEN INTERNE DES HOPITAUX DE PARIS

Communication faite à l'Association française pour l'avancement des sciences.

Congrès de Paris, août 1900.

PARIS

IMPRIMERIE TYPOGRAPHIQUE SCHLAEBER

257, rue Saint-Honoré, 257

1900

PRONOSTIC ET TRAITEMENT

DE LA

TUBERCULOSE PULMONAIRE

BASÉS SUR

L'ANALYSE DU SUC GASTRIQUE

ET

L'EXAMEN DE L'ACIDITÉ URINAIRE

PAR LE

Dr FERNAND CAUTRU

ANCIEN INTERNE DES HOPITAUX DE PARIS

Communication faite à l'Association française pour l'avancement des sciences.

Congrès de Paris, août 1900.

PARIS

IMPRIMERIE TYPOGRAPHIQUE SCHLAEBER

257, rue Saint-Honoré, 257

1900

PRONOSTIC ET TRAITEMENT

DE LA

TUBERCULOSE PULMONAIRE

basés sur l'analyse du suc gastrique
et l'examen de l'acidité urinaire

Depuis les intéressants travaux de M. Marfan et les recherches de chimie gastrique de M. Hayem, le rôle que joue l'estomac dans l'évolution de la tuberculose pulmonaire est bien connu. On sait qu'il existe des troubles et des lésions gastriques à toutes les périodes de la maladie : syndrome initial (caprices de l'appétit, toux gastrique, vomissements) anorexie coïncidant soit avec l'hyperchlorhydrie, soit avec l'hyperpepsie chloro-organique); symptômes de la période d'état (anorexie, dilatation et ses conséquences) accompagnant une hypopepsie, plus ou moins intense; enfin période terminale, apeptique, avec intolérance gastrique, diarrhée, etc.

Depuis un certain nombre d'années, j'ai pu suivre parmi les dyspeptiques que j'ai eus à soigner, une assez grande quantité de tuberculeux et j'ai pu constater ce fait que, à toutes les périodes de la tuberculose, le pronostic de la maladie pouvait être basé sur l'analyse du suc gastrique. Tel malade atteint de lésions pulmonaires avancées, du 2ᵉ degré, par exemple, mais dont le chimisme gastrique est resté bon a de grandes chances de guérir ou du moins de prolonger son existence, dans un état de santé relativement normal. Tel autre atteint de lésions minimes mais d'une apepsie plus ou moins absolue est voué à une mort certaine.

Lorsque même les lésions rétrocèdent, que l'état général devient meilleur et fait espérer une guérison, le pronostic reste fatal si l'amélioration du chimisme ne coïncide pas avec celle de l'état pulmonaire. J'ai observé à ce sujet deux malades entre autres, des plus intéressantes.

La première est une femme de 41 ans, atteinte d'une lésion de premier degré au sommet gauche; dilatée, ne digérant rien et souffrant de crises gastriques d'une extrême violence. Le chimisme le 5 mai 1893, est celui d'une apeptique $A = 34$ $HCl = o$. — Les massages et le régime l'améliorent rapidement Le 12 mai elle a gagné 3 livres. Le 7 juin, les crises gastriques ont disparu, mais le chimisme est toujours le même — $HCl = O$.—En septembre la malade mange de tout; les lésions pulmonaires n'ont pas augmenté. En janvier 1894, sa santé est parfaite, les digestions normales; l'analyse indique :

$$A = 0,055 \quad H = 0 \quad C = 0,077 \quad T = 0,0317$$

$$F = 0,240 \quad \alpha = 0,71 \quad \frac{T}{F} = 1,30$$

L'été suivant, poussées de bronchites, tuberculose à marche aiguë, mort.

L'amélioration n'avait porté que sur les éléments moteur, circulatoire et nerveux de l'estomac, la gastrite étant trop avancée au début du traitement pour pouvoir rétrocéder. Les lésions pulmonaires avaient repris leur activité quand l'intestin, qui chez les apeptiques remplace l'estomac (Hayem) avait faibli à sa tâche.

Chez une jeune fille de 22 ans que je vis en mai 1894, atteinte de lésions du deuxième degré, des deux sommets, avec entérite muco-membraneuse, amaigrissement (103 au lieu de 124 livres) anorexie complète, l'amélioration se fit rapidement sentir — le 3 août elle avait regagné 18 livres, mais jamais l'Hcl libre ne reparut dans le suc gastrique. Le 4 octobre 1894 son chimisme était :

$$A = 57 — H = 0 \quad C = 34 \quad T = 291$$

$$F = 257 \quad \alpha = 167 \quad \frac{T}{F} = 1.13$$

Malgré une amélioration notable de l'état local et des

symptômes généraux, je portai un pronostic fatal qui se réalisait un an après, la malade ayant eu certainement une survie, grâce au traitement, mais n'ayant pu guérir à cause de son mauvais état gastrique.

A côté de ces cas malheureux il en est heureusement de meilleurs, et j'en rapporterai un certain nombre. Mais afin de procéder avec méthode et pour ne rien omettre, je vais suivre dans cette étude du pronostic et du traitement de la tuberculose pulmonaire basés sur l'état gastrique, l'évolution de la maladie elle-même et la prendre dans ses différentes phases :

Avant d'aller plus loin, et pour la compréhension de certains passages de ce travail, je dois dire deux mots d'une méthode ou plutôt d'une interprétation nouvelle, d'analyse d'urine, qui me rend de grands services depuis trois ans que je l'emploie et dont j'ai parlé à la séance de thérapeutique du 9 mai 1900. — Il s'agit de l'étude de l'acidité de l'urine à jeun, de celle qui est le moins influencée par les repas. M. Joulie, pharmacien des Hôpitaux, en retraite, a établi que cette acidité est comprise entre 4 et 5 0/0 de l'excédent de densité de l'urine sur l'eau et que la richesse normale en acide phosphorique doit être de 11 à 11,5 0/0 de ce même excédent.

Je n'ai pas à décrire ici le procédé ni à interpréter les faits (1).

Qu'il me suffise de conclure de mes recherches, que dans la tuberculose pulmonaire comme dans le plus grand nombre de cas de maladies chroniques, l'urine est hypoacide. Au début de cette affection, il y a quelquefois phosphaturie, toujours hypophosphatie à la fin, le malade ayant perdu la plus grande partie de ses phosphates. Ces notions de l'hypoacidité et de la phosphaturie sont de la plus haute importance chez les phtisiques; j'y reviendrai à la fin de ce travail.

---

(1) Voir les n°ˢ de mars, avril, mai, juin, et juillet du *Bulletin général de thérapeutique*.

Voyons donc maintenant l'état gastrique des tuberculeux, aux différentes phases de leur maladie.

1° Période prétuberculeuse.

Dans certains cas l'estomac commence et on a remarqué que l'éclosion de la tuberculose pouvait être précédée de dyspepsie chloro organique (Hayem) d'hyperchlorhydrie (G. Sée).

S'il s'agit de la dyspepsie chloro-organique, la plus fréquente, en effet, le traitement par le massage abdominal donne de merveilleux résultats. J'ai observé un grand nombre de cas de ce genre chez des jeunes gens prédisposés à la tuberculose et je n'ai eu qu'à me louer de ce mode de traitement. Cette variété de dyspepsie est liée au début, quand il n'y a pas encore gastrite, à des troubles vaso-moteurs vite dissipés par le massage dont le rôle est d'activer la circulation abdominale. J'en ai parlé longuement dans ma thèse et dans diverses communications, entre autres au Congrès de Moscou 1897, je ne m'y arrêterai donc pas ici.

La variété hyperchlorydrique se rencontre surtout chez les nerveux, souvent neurasthéniques et leur hyperchlorydrie est d'origine centrale. Comment deviennent-ils tuberculeux? Un certain nombre de théories ont été mises en avant (Kemperer, Bouchard, Marfan (1).

Pour ma part, je pense, après avoir remarqué que tous les hyperchlorydriques sont hypoacides urinaires (urines à jeun) que c'est cette hypoacidité générale qui prédispose le sujet à devenir tuberculeux par affaiblissement du terrain devenu propice à l'éclosion du bacille..

Les arthritiques, rhumatisants et goutteux qui deviennent rarement tuberculeux, sont peut-être protégés de cette maladie par leur hyperacidité générale, fréquente chez eux, au moins pendant la première partie de leur existence d'arthritique.

---

(1) Nouvelles recherches sur les troubles et les lésions gastriques dans la phtisie pulmonaire (*Marfan*, Congrès de la tuberculose, 1891).

Le massage abdominal est en général contre indiqué chez les hyperchlorydriques, et c'est au système nerveux qu'il faut s'adresser. Du reste dans cette période prétuberculeuse, les indications du traitement gastrique sont les mêmes que celles dont j'ai parlé ailleurs pour le traitement de la dyspepsie en général.

2° *Période du début.*

Les troubles de cette période, si bien décrits par M. Marfan sont caractérisés par une série de symptômes accompagnant un affaiblissement de la motricité et compliquée au bout d'un certain temps par de la dilatation stomacale. L'hyperchlorydrie avec augmentation des fermentations anormales est le trouble chimique le plus fréquent. A cette période, la gastrite n'existe pas ou peu. M. Marfan pense d'ailleurs qu'il s'agit d'une dyspepsie toxique d'autant plus caractérisée que le malade présente à un plus haut degré les signes de l'anémie tuberculeuse due à l'empoisonnement par les toxines.

Ce qui ferait croire qu'il n'existe pas de gastrite c'est que le chimisme stomacal, quand le malade doit guérir de sa tuberculose, s'améliore en même temps que les symptômes gastriques fonctionnels : l'appétit, la tension épigastrique les renvois acides, la toux et les vomissements dus à l'irritabilité du nerf pneumo-gastrique disparaissent. Dans la plupart des cas la guérison est lente à obtenir et il est bon de savoir que le retour du chimisme normal se produit quelquefois longtemps après la disparition complète des troubles fonctionnels et des lésions pulmonaires. Ceci a de l'importance au point de vue du pronostic et du traitement, car on ne doit pas abandonner l'estomac trop tôt chez un tuberculeux guéri et on doit toujours craindre une rechute tant que celui-ci n'est pas absolument normal.

J'ai observé en juillet 1892, un jeune homme de 21 ans, ayant l'estomac dilaté, l'appétit capricieux, des ballonnements, des renvois acides après les repas, quelquefois de la diarrhée, l'état général mauvais, amaigrissement, un travail physique ou intellectuel à peu près impossible. Au sommet gauche il y avait de la submatité, des râles sibilants, de l'expiration prolongée et saccadée.

L'analyse du suc gastrique donne les résultats suivants :

$$A = 145 \quad C = 131 \quad F = 211$$
$$H = 0 \quad T = 350 \quad \alpha = 110$$

Winter 1er juillet 1892.

On mit le malade au régime, au massage de l'abdomen avec électrisation faradique externe ; on lui fit quelques lavages d'estomac et une amélioration sensible ne tarda pas à se produire.

Le 23 octobre 1892, l'analyse du suc gastrique donnait les résultats suivants :

$$A = 170 \quad C = 143 \quad F = 211$$
$$H = 18 \quad T = 350 \quad \alpha = 106$$

Le malade continua à s'améliorer, les symptômes gastriques disparurent ainsi que les lésions pulmonaires, mais ce ne fut qu'en avril 1893 que le chimisme stomacal redevint à peu près normal :

$$A = 253 \quad C = 197 \quad F = 142$$
$$H = 36 \quad T = 375 \quad \alpha = 101$$

On ne s'est jamais occupé de la lésion pulmonaire dont la rétrocession a suivi l'amélioration des fonctions digestives. Aujourd'hui ce malade est d'une santé parfaite.

Je vois de temps à autre depuis cinq ans une jeune fille dont la mère est atteinte d'une tuberculose laryngée. Lorsque je vis pour la première fois cette jeune fille, âgée alors de 16 ans, elle avait tous les phénomènes gastriques et pulmonaires d'une tuberculose au début : respiration rude, expiration prolongée, submatité des sommets, estomac très dilaté, atonie intestinale, amaigrissement, anorexie, etc.

L'analyse du suc gastrique révéla une hyperpepsie chloro-organique avec fermentations anormales.

$$A = 203 \quad C = 175 \quad F = 142 \quad \frac{T}{F} = 2.38$$
$$H = 22 \quad T = 339 \quad \alpha = 103$$

12 mai 1895 (Winter).

Quelques lavages, des massages de l'abdomen, un régime reconstituant amenèrent une amélioration rapide et une apparence de guérison absolue qui se maintint environ un an. Alors les mêmes symptômes reparurent et disparurent par la même médication. Fin 1897 rechute plus grave ; les poumons sont normaux, mais l'amaigrissement devient inquiétant, l'anorexie est absolue, et l'estomac se dilate à nouveau.

Le 17 janvier 1898 l'analyse donne :

$$A = 176 \quad C = 156$$
$$H = 0 \quad F = 146 \quad \alpha = 112 \quad \frac{T}{F} = 206$$

(Winter)

A ce moment la malade allait déjà mieux le traitement ayant été repris, mais cependant on constate l'absence d'acide chlorydrique libre. Depuis cette époque jusqu'aujourd'hui (juillet 1900) la malade a joui d'une santé parfaite.

En ce moment elle esquisse une nouvelle rechute.

Cette observation me paraît des plus intéressantes, elle nous montre une jeune fille constamment menacée d'une tuberculose pulmonaire et qui ne se maintient en équilibre que grâce aux soins constants dont on entoure l'estomac. La gastrite paraît malgré tout évoluer et le pronostic est sombre pour l'avenir.

Je pourrais citer un certain nombre d'exemples semblables aux deux que je viens de rapporter, mais pour ne pas prolonger cette communication, passons maintenant à la période d'état de la tuberculose.

3º *Période d'état : Tuberculose confirmée.* — Ainsi que M. Marfan l'a remarqué, les symptômes du côté de l'estomac, à la période de ramollissement pulmonaire diffèrent de ceux du début de la maladie ; il y a anorexie complète, nausées et vomissements avec ou sans toux gastrique, douleur à l'épigastre, dilatation de l'estomac, peu ou point de renvois acides. Les lésions anatomiques sont caractérisées par une gastrite avec infiltrations interstitielles auxquels succède l'altération de l'appareil glandulaire.

On comprend qu'à cette période la guérison complète soit impossible, il ne peut être question que de l'arrêt de la maladie et les soins du côté de l'estomac devront être constants. Le chimisme stomacal passe bien vite à l'hypopepsie, qui s'améliore comme nous l'avons dit plus haut, en même temps que les symptômes gastriques et pulmonaires.

Cette hypopepsie a pu d'ailleurs être précédée d'une phase plus ou moins longue d'hyperpepsie chloro-organique (comme on vient de le voir dans l'observation précédente) ou d'hyperchlorydrie dont j'ai rapporté dans ma thèse un cas des plus intéressants recueilli dans le service de M Hayem et que je vais rappeler ici en quelques mots.

Il s'agit d'un infirmier âgé de 46 ans, alcoolique et tabagique, qui fut pris en juin 1893 d'une entérite avec diarrhée profuse (15 à 20 selles par jour) en même temps que se déclarait une toux légère et un peu de matité des sommets.

Le 28 juin 1893, le tubage donne les résultats suivants :

$$A = 212 \qquad C = 160 \qquad F = 164$$
$$H = 92 \qquad T = 416 \qquad \alpha = 75$$

En septembre 1893, le malade est pris de crises gastriques d'une extrême violence, qui ne cèdent qu'à la morphine.

Le 2 novembre, une nouvelle analyse donne les résultats suivants :

$$A = 44 \qquad C = 11 \qquad F = 237$$
$$H = 0 \qquad T = 248 \qquad \alpha = 100$$

Comme on le voit la gastrite a rapidement évolué vers l'hypopepsie. Le malade a maigri de 20 kilos et au sommet gauche, on constate des signes très nets de tuberculose pulmonaire.

Je commence alors les massages de l'abdomen. Le premier procure le jour même un grand soulagement au malade. La crise gastrique qu'il avait tous les jours depuis le début de la maladie apparaît en effet plus tard et est moins forte qu'à l'ordinaire ; dans la journée le malade a trois heures d'un sommeil calme, ce qui ne lui était pas arrivé depuis le début de la maladie.

Le 17 novembre, la diarrhée a disparu, les crises ont diminué de fréquence et d'intensité, le malade a gagné 2 kilos, il commence à manger de la viande, du pain, tandis qu'avant il ne pouvait digérer un litre de lait dans les 24 heures.

Le 4 décembre, l'amélioration continue, le malade mange un peu et boit 3 litres de lait par jour, il a une selle régulière et moulée. Les lésions tuberculeuses sont à peine appréciables.

Le massage abdominal a été continué tous les jours depuis le 2 novembre.

Une analyse du suc gastrique, donne les résultats suivants :

$$A = 114 \quad C = 84 \quad F\ 240$$
$$H = 11 \quad T = 335 \quad \cdot\ 123$$

Depuis le début du massage, la quantité des urines a augmenté d'une façon notable, oscillant de trois à 4 litres en 24 heures.

Le malade se sentant bien est sorti de l'hôpital et je n'ai pu le suivre depuis. On voit encore dans cette observation, l'amélioration parallèle du chimisme stomacal et des lésions pulmonaires.

Chez un autre malade, âgé de 40 ans, avec un commencement de ramollissement des sommets et ayant des crises gastriques d'une extrême violence, l'acide chlorhydrique libre remonte de 7 à 62, du 10 février au 6 novembre 1897, à la suite de plusieurs séries de massages de l'abdomen, en même temps que les crises gastriques disparaissent et que s'améliorent les symptômes pulmonaires.

Le 5 mai 1899, je suis consulté par une dame de 30 ans ayant eu déjà une pleurésie en 98, et ayant, lorsque je la vois des lésions très-nettes au sommet gauche.

L'appétit à disparu, la malade peut à grand'peine digérer des œufs et un peu de lait ; amaigrissement notable.

L'analyse du suc gastrique révèle une apepsie complète.

$$A = 0 \qquad C = 29 \qquad F = 277$$
$$H = 0 \qquad T = 306 \qquad \alpha = 0$$

Je fis faire en même temps l'analyse de l'urine à jeun, qui indiqua une forte hypoacidité (2 44 au lieu de 4 55) avec densité exagérée (1.030) et phosphaturie (12 84 au lieu de 11 17) (Chiffres de M. Joulie).

Je fis chaque jour un massage addominal contre l'atonie du tube digestif , des piqûres d'huile phosphorée contre l'asthénie générale et je constatai rapidement une amélioration des symptômes gastriques. Trois mois après, la malade avait regagné 18 livres, mangeait comme tout le monde et les lésions pulmonaires avaient presque complètement disparu. Aujourd'hui la malade est très bien portante. Il m'a été impossible de faire refaire de nouvelles analyses du suc gastrique, mais il est certain que son chimisme stomacal a dû s'améliorer, puisque la malade digère tout ce qu'elle veut.

Quant à l'acidité urinaire, elle s'est rapprochée de la normale, elle est à 3,36 le 16 juin.

4° Période terminale.

Les symptômes gastriques de cette période terminale sont caractérisés par une anorexie absolue, une langue rouge vif et souvent de la diarrhée due à la gastro-entérite. La gastrite a continué son évolution et abouti à l'hypopepsie et l'apepsie quelquefois complète. Cet état gastrique qui accompagne la maladie pulmonaire peut également, comme je l'ai dit au début de ce travail, coïncider avec la première ou la seconde période de la tuberculose. J'ai cité en effet, l'exemple de deux apeptiques ayant des lésions pulmonaires relativement peu avancées, mais dont la terminaison fut fatale, les fonctions glandulaires de l'estomac n'ayant pu se rétablir. Comme on l'a vu, la dilatation soignée par le massage s'améliore, l'appétit revient, la diarrhée de l'entérite peut même disparaître, le poids de la malade augmente etc., mais cette amélioration si considérable qu'elle soit a un terme et le tube digestif cessant à la longue de fonctionner, les lésions pulmonaires font des progrès rapides et l'issue fatale ne tarde pas à se produire.

Dans un certain nombre de cas, au contraire, la gastrite est encore peu avancée au moment de la période des cavernes. Les tuberculeux qui guérissent, même à cette période, et il y en a, ne le font que grâce à un estomac robuste ou qui peut le redevenir.

Lorsque cette troisième période pulmonaire coïncide avec la gastrite terminale, il est incontestable que la thérapeutique n'a plus grand chose à faire. On pourra soutenir les malades à l'aide de képhyr, de viande pulpée, de poudres alimentaires etc., mais un traitement actif, le massage en particulier, qui donne dans les autres périodes de si bons résultats n'est plus d'aucune utilité et peut même être nuisible, car, fait comme il devrait l'être pour agir sur la dilatation stomacale et l'atonie intestinale, il épuiserait les malades et ne ferait qu'activer leurs lésions pulmonaires et la cachexie.

Pour nous résumer, disons donc que :

1e Le pronostic de la tuberculose est en grande partie basée sur l'état des voies digestives ;

2e L'amélioration du chimisme stomacal coïncide avec l'amélioration des symptômes pulmonaires et la guérison de la tuberculose ne peut être obtenue et rester durable que si l'estomac fonctionne d'une façon régulière.

3e Le traitement des dyspepsies chez les tuberculeux par le massage, a les mêmes indications et contre indications que celles que j'ai décrites ailleurs pour les dyspepsies en général, c'est-à-dire qu'il est contre indiqué dans les cas d'hyperchlorydrie d'origine nerveuse et indiqué surtout dans l'hyperpepsie chloro organique qui accompagne si souvent ou précède le début de la tuberculose. Il fait dis-·paraître les crises gastriques, si fréquentes dans cette forme, supprime les fermentations intestinales, en activant la digestion et régularise la circulation générale, pouvant amener, par ce moyen, la décongestion du sommet des poumons. La congestion de ces organes est, en effet, de même nature que celle de la muqueuse gastrique. C'est sur elle que vient se greffer la tuberculose qui n'est, dans la plupart des cas, que secondaire à ladite congestion. Le massage rend aussi de très grands services dans l'hypopepsïe et l'apepsie. S'il ne rétabli pas toujours le fonctionnement régulier glandulaire, il agit d'une façon efficace sur l'élément moteur, faisant disparaître, pour un temps plus ou moins long, la dilatation et facilitant la besogne de l'intestin qui supplée au travail chimique incomplet de l'estomac. En outre de son action directe sur l'intestin et ses glandes, il régularise et augmente les sécrétions hépatique et pancréatique et amène la suppression de la diarrhée des tuberculeux, due dans la plupart des cas à l'atonie intestinale et au fonctionnement incomplet du foie et du pancréas.

Je n'ai dit, dans le courant de ce travail, que quelques mots, en passant, de l'acidité urinaire des tuberculeux. Je veux cependant exposer sur ce sujet des notions nouvelles qui font l'objet depuis quelque temps de recherches, que je compte compléter plus tard lorsqu'un plus grand nombre de cas m'auront permis d'en tirer les conclusions que j'entrevois, au point de vue de la pathogénie, du pronostic et du traitement de la tuberculose.

D'une façon générale je puis déjà affirmer que tous les tuberculeux ont des urines hypoacides. Cette hypoacidité

— 15 —

dòit toujours être recherchée sur l'urine émise à jeun. Elle
est la preuve véritable d'une diminution des éléments
acides normaux du sang (phosphate, acide de soude, acide
carbouique, etc.) et d'autant plus prononcée que la maladie est plus grave et plus près de sa période terminale.

Parfois, au début surtout de la maladie, à la phase gastrique des fermentations de la dyspepsie chloro organique,
l'acidité paraît se rapprocher de la normale, mais cette
fausse acidité disparaît vite par un traitement approprié :
le massage abdominal, qui active la digestion, l'usage de
l'acide phosphorique avant et pendant les repas et l'emploi
d'un alcalin insoluble 1 à 2 heures après les repas.

Alors la véritable hypoacidité apparaît et même les
urines peuvent devenir momentanément alcalines.

Quel est le rôle de cette hypoacidité ?

Je crois pouvoir, en matière de conclusions de ce travail, dire que :

1° Au point de vue *pathogénique*, je considère cette hypoacidité comme cause de la maladie par le mécanisme suivant : alimentation insuffisante en acide phosphorique et
en phosphates assimilables (1), soit par un mauvais choix
d'aliments, soit par anorexie, soit par travail incomplet de
l'estomac ; hypoacidité consécutive, insolubilité des phosphates qui deviennent neutres, et phosphaturie — affaiblissement général et éclosion des bacilles sur un terrain
devenu propice.

2° Au point de vue *pronostic* je pense que l'examen des
urines peut donner de précieuses indications.

Lorsque l'acidité est basse et qu'il y a hypophosphatie,
c'est-à-dire lorsque les phosphates ont été en grande
partie éliminés, le pronostic est sérieux naturellement,
l'état général étant très altéré. S'il se remonte par le traitement en même temps que l'état gastrique s'améliore, le

---

(1) Les phosphatès, leurs fonctions dans les êtres vivants, par
Jolly 1887.

pronostic est moins sombre. C'est ce qui se passe souvent aux premières périodes de la tuberculose; mais à la dernière, il est presque impossible de remonter, pour longtemps du moins, l'acidité, les malades ne supportant pas toujours la médication acide, ni une alimentation suffisante.

Les bons effets de la viande crue, à hautes doses, préconisés de tous temps et surtout dernièrement, sont dus à la quantité d'acide phosphorique et de phosphates assimilables qu'elle contient.

3· Au point de vue du traitement, j'ai déjà dit que l'examen des urines combiné, quand on le peut, à l'examen gastrique est indispensable pour faire un traitement raisonné.

L'hypoacidité sera combattue par des doses d'acide phosphorique officinal à 36.4 0/0, variant de 10 à 100 gouttes par jour, prises par fractions dans l'intervalle et au moment du repas dans de l'eau ou toute autre boisson. S'il est mal supporté, on peut le remplacer par le phosphate acide de chaux à la dose de 3 à 10 grammes en 24 heures.

L'hypophosphatie sera traitée par le phosphate de soude pris matin et soir à la dose de 2 à 5 grammes, ou en piqûres sous-cutanées.

Il faudra surveiller la densité urinaire qu'il est facile de régulariser en augmentant ou en diminuant les boissons.

J'ai dit plus haut que le massage abdominal active la digestion et par conséquent l'assimilation et peut contribuer pour une large part à remonter la nutrition générale et par conséquent l'acidité urinaire.